DE LA

VALEUR DE L'ASPIRATION

AU POINT DE VUE

DU DIAGNOSTIC ET DU TRAITEMENT

ANALYSE CRITIQUE DU TRAITÉ DE L'ASPIRATION DES LIQUIDES MORBIDES
DU DOCTEUR DIEULAFOY;

Par M. LIBERMANN,

Médecin-major de 1re classe à l'hôpital militaire du Gros-Caillou,
Membre de la Société médicale des hôpitaux de Paris,
Officier de la Légion d'honneur.

PARIS

LIBRAIRIE DE LA MÉDECINE, DE LA CHIRURGIE ET DE LA PHARMACIE MILITAIRES
VICTOR ROZIER, ÉDITEUR,
75, RUE DE VAUGIRARD, 75,
Près la rue de Rennes.

1873

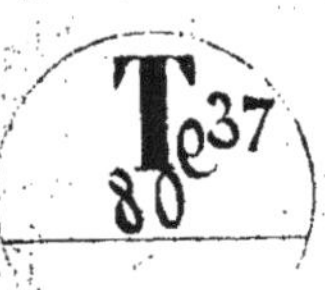

DE LA

VALEUR DE L'ASPIRATION

AU POINT DE VUE

DU DIAGNOSTIC ET DU TRAITEMENT

ANALYSE CRITIQUE DU TRAITÉ DE L'ASPIRATION DES LIQUIDES MORBIDES
DU DOCTEUR DIEULAFOY ;

PAR M. LIBERMANN,

Médecin-major de 1re classe à l'hôpital militaire du Gros-Caillou,
Membre de la Société médicale des hôpitaux de Paris,
Officier de la Légion d'honneur.

PARIS

LIBRAIRIE DE LA MÉDECINE, DE LA CHIRURGIE ET DE LA PHARMACIE MILITAIRES
VICTOR ROZIER, ÉDITEUR,
75, RUE DE VAUGIRARD, 75,
Près la rue de Rennes.

1873

Paris.—Imprimerie de J. DUMAINE, rue Christine, 2.

DE LA

VALEUR DE L'ASPIRATION

AU POINT DE VUE

DU DIAGNOSTIC ET DU TRAITEMENT.

L'idée d'aspirer certains liquides pathologiques de l'économie est presque aussi ancienne que la médecine. Nous ne chercherons pas à déployer ici une érudition aussi fastidieuse qu'inutile, en décrivant les différents instruments qui, depuis lé pyulgue de Galien jusqu'à la seringue de Jules Guérin ont tour à tour été employés à cette intention et aussi vite abandonnés. Tous ces instruments, simples seringues avec lesquelles on opérait l'aspiration par succion progressive, étaient si défectueux qu'on dut en borner l'emploi à l'extraction des liquides purulents de la plèvre, pour lesquels ils avaient été primitivement imaginés.

Personne, pendant dix-huit siècles, ne songea à appliquer ces pyulgues plus ou moins perfectionnés, à l'extraction des autres liquides pathologiques et à ériger l'aspiration en méthode générale.

Il était réservé à notre époque, et je le dis avec fierté, à la médecine française, qu'il est trop de mode depuis quelques années de rabaisser au profit de certaines écoles étrangères, de réaliser ce grand progrès destiné à rendre à la pratique de si éminents services.

Le 2 décembre 1869, le docteur Dieulafoy présenta à l'Académie de médecine un appareil « qu'il appela aspirateur, et une note sur une méthode qu'il appela aspiration », qu'il proposa d'employer à l'évacuation des liquides normaux et pathologiques de l'économie.

Son instrument, sur lequel nous reviendrons plus tard, se compose d'un corps de pompe en verre dans lequel on fait le vide préalable et qui a pour canule une aiguille creuse d'une finesse extrême, dont le passage dans les tissus est parfaitement innocent. Avec ces deux éléments, des aiguilles creuses d'une ténuité extrême et la force du vide, l'inventeur M. Dieulafoy avait résolu le problème cherché avant lui par tant d'esprits d'élite, évacuer les liquides pathologiques à l'abri du contact de l'air, par des ponctions inoffensives.

Il comprit immédiatement toute la portée de son invention, et dès sa première communication à l'Académie, il démontra la possibilité de l'employer à l'aspiration des gaz et des liquides qui distendent l'intestin dans les hernies étranglées, à l'évacuation de l'urine dans les cas de rétention, au traitement des pleurésies aiguës et chroniques, de la péricardite, de l'hydarthrose et enfin des kystes liquides de toute nature, qu'il proposa de rechercher et de tarir avec son appareil.

Sa communication eut un grand retentissement, et de tous côtés à l'étranger comme en France on appliqua le vide, qu'il venait d'utiliser d'une façon si ingénieuse, à l'extraction des liquides pathologiques.

Des milliers d'observations sont venues proclamer l'innocuité des ponctions faites avec les aiguilles de Dieulafoy.
Tous les liquides normaux et pathologiques de l'économie
ont été aspirés à l'aide de ses appareils ou d'appareils analogues, et cette masse de faits a pleinement justifié les pré-
visions que l'inventeur exposait à l'Académie de médecine
le 2 décembre 1869.

Nous avons eu la bonne fortune d'assister aux premières
expériences de M. Dieulafoy, et de pouvoir suivre une
grande partie de ses malades dans les hôpitaux ; nous
avons nous-même appliqué l'aspiration dans des cas variés,
et c'est sur tous ces documents, ainsi qu'à l'aide de l'excellent livre qu'il vient de publier et dont notre mémoire n'est
qu'une analyse critique, que nous chercherons à établir le
bilan de la méthode nouvelle qui a inscrit à son actif des
succès déjà si considérables, malgré sa récente origine.

DES ASPIRATEURS.

Le premier aspirateur de Dieulafoy, qui fut présenté à
l'Académie de médecine en 1869, est l'aspirateur à encoche.
Il se compose d'un corps de pompe en verre dans lequel
on fait le vide au moyen d'un piston retenu au sommet de
sa course par une encoche. A la partie inférieure du corps
de pompe se trouvent deux robinets, l'un communiquant
avec l'aiguille aspiratrice, l'autre destiné à l'évacuation du
liquide (voir planche n° 1).

Pour éviter les tiraillements du trocart, dans les diffé-

Planche Ire.

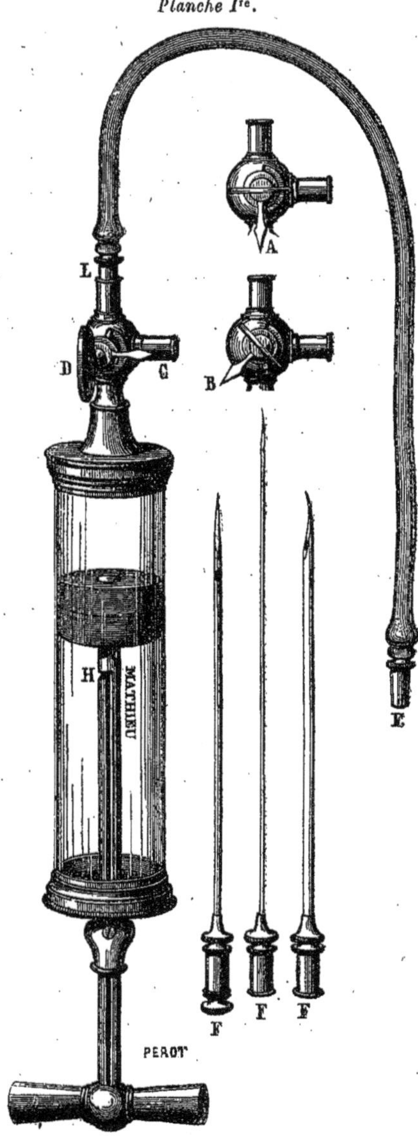

rentes manœuvres de l'appareil, Dieulafoy eut l'idée ingénieuse d'y adapter un tube en caoutchouc, qui fait communiquer le trocart avec l'aspirateur; le tube, long de 20 à 25 centimètres, suffit pour empêcher tous les déplacements du trocart.

L'aspirateur à encoche est d'une capacité de 50 grammes seulement; il est en outre d'une manœuvre fatigante quand il faut tarir une collection liquide un peu considérable, puisqu'il faut le charger et le décharger trop souvent. Pour obvier à cet inconvénient, Dieulafoy inventa son aspirateur à crémaillère, qui peut contenir 150 grammes de liquide et qui nous paraît satisfaire à tous les besoins de la pratique. Il consiste, comme le précédent, en un corps de pompe dans lequel se trouve un piston mû par une crémaillère retenue au haut de sa course par un cliquet; à la partie inférieure du corps de pompe, on trouve trois robinets qui sont fermés quand on les place à angle droit, c'est-à-dire perpendiculaires au jet du liquide; tous les trois sont munis de tubes en caoutchouc dont l'un présente un index de verre, qui permet de s'assurer immédiatement du passage du liquide.

La manœuvre est des plus simples.

Tous les robinets fermés, on remonte le piston jusqu'au haut de sa course; le vide est fait. On adapte l'aiguille aspiratrice au caoutchouc muni de l'indicateur de verre, on pénètre lentement dans les tissus; arrivé au point où l'on suppose le liquide, on ouvre le robinet correspondant, le vide se fait dans le tube et l'aiguille, et le liquide jaillit en bouillonnant dans l'appareil.

On ferme le premier robinet, on dégage la crémaillère, on ouvre le second robinet, par lequel on fait sortir le liquide en amenant le piston jusqu'au bas de sa course. Le troisième robinet (le robinet médian) reste fermé pendant tout ce temps. Il ne sert qu'à l'expulsion des liquides médicamenteux injectés dans les cavités closes. Quand on veut faire ces injections, on procède de la façon suivante. Le liquide est amené dans l'instrument par le robinet qui sert à l'expulsion du liquide pathologique, poussé dans la cavité par l'aiguille adaptée à son robinet habituel, et expulsé par le robinet médian. Deux robinets suffisent à la rigueur pour exécuter ces différentes manœuvres (1).

A peine l'aspirateur était-il présenté à l'Académie de médecine que de tous côtés on produisit des instruments analogues. Dix-sept aspirateurs ont déjà vu le jour depuis 69. Les principaux sont l'aspirateur de Potain, de Schmitt, de Rasmussen, de Régnard.

Dieulafoy les divise, dans son livre (2), en aspirateur à vide invariable et à vide variable. Les aspirateurs à vide invariable sont ceux dans lesquels la capacité du récipient est toujours la même et où le vide s'obtient d'un seul coup de piston.

---

(1) Voir *Traité de l'aspiration*, 5e part., *Des aspirateurs*, p. 458 à 478.

(2) *Traité de l'aspiration des liquides morbides*, p. 465 et 466.

Dans les autres, ceux à vide variable, le vide est plus ou moins complet suivant le nombre de coups de piston qu'on veut donner, et on peut adapter l'appareil sur un vase quelconque. Le type de ces aspirateurs est celui de Potain, dont nous croyons devoir donner la description complète à cause des services qu'il peut rendre surtout dans la thoracentèse. La description et la planche de l'appareil sont tirées textuellement de l'ouvrage de Dieulafoy (1).

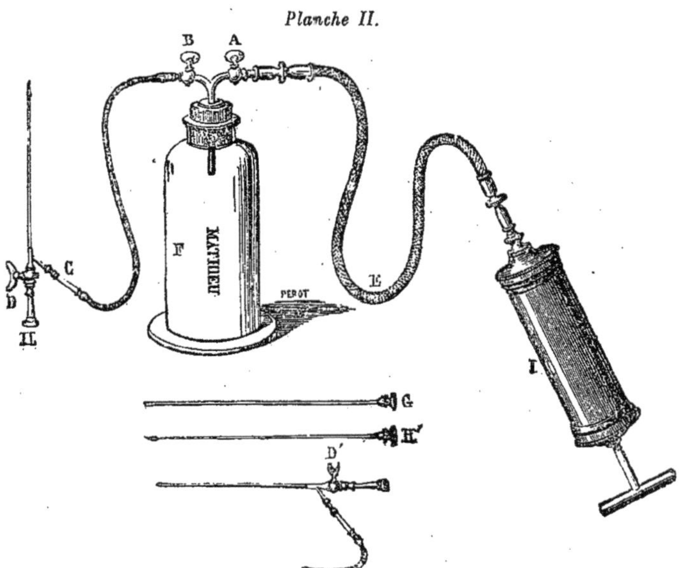

Planche II.

« Dans le goulot d'un vase quelconque F vient s'adapter un tube en caoutchouc, traversé au centre par une tige creuse métallique à double conduit communiquant avec le

(1) Dieulafoy, *Traité de l'aspiration*, p. 475.

récipient. A sa partie supérieure elle se bifurque en deux branches munies chacune d'un robinet A et B qui, suivant la direction qu'on leur donne, permettent à l'air d'être extrait par la pompe J, et au liquide d'entrer dans le récipient F par le robinet B, qui communique avec le trocart au moyen d'un tube en caoutchouc dont l'extrémité est munie d'un ajutage en verre C qui permet de reconnaître la nature du liquide aspiré. »

Quand on veut faire manœuvrer l'instrument on donne quelques coups de pompe, plus ou moins suivant le vide qu'on veut obtenir. On ferme le robinet A, on fait la ponction, puis on ouvre le robinet B, et le liquide se précipite dans le récipient.

L'aspirateur Potain est un instrument incomplet, puisqu'il ne peut servir à faire des injections médicamenteuses, ni des lavages ; il est également insuffisant ou au moins fort incommode pour les ponctions exploratrices et l'ouverture des abcès, dont le pus crémeux nécessite une force d'aspiration considérable ; mais en raison de son adaptation facile sur tous les récipients et de son vide, qu'on peut varier à volonté, il devient avantageux dans le thoracentèse quand l'épanchement est abondant. La manœuvre, dans ce cas, est plus commode qu'avec l'aspirateur à crémaillère. Une fois le vide à peu près fait, on laisse couler le liquide, sans plus s'en occuper, dans le récipient, qu'on a gradué préalablement avec une bande de papier. Si l'on s'aperçoit que l'écoulement est prêt à s'arrêter, on donne quelques coups de piston, et tout est fait.

L'aspirateur Potain a aussi un autre avantage, celui de
ne pas produire une succion aussi considérable sur les
parois pleurales, ce qui dans certains cas peut avoir l'inconvénient d'attirer un afflux sanguin dans les vaisseaux et
d'amener la congestion et l'œdème du poumon. Quoique je
n'aie jamais constaté cette congestion dans les thoracentèses
que j'ai pratiquées, et que Dieulafoy ne l'ait pas signalée
dans ses observations, elle pourrait néanmoins se produire
sur des poumons délicats et donner lieu aux phénomènes
de dyspnée et d'expectoration albumineuse qui ont été récem-
ment l'objet de mémoires intéressants à la Société médicale des hôpitaux.

Il est vrai que dans aucun des cas publiés à cette occasion
la thoracentèse n'a été pratiquée à l'aide de l'aspirateur
Dieulafoy ; mais il suffit qu'on puisse concevoir la possibilité
théorique d'accidents de cette nature, pour que nous n'hési-
tions pas à préférer l'aspirateur Potain pour l'opération de
la thoracentèse seulement.

Les aspirations faites à l'aide de ce dernier appareil nous
ont aussi paru causer moins de toux et de dyspnée aux malades, probablement à cause de la pression moins vive
exercée sur les poumons ; cependant nous ne l'avons pas
employé assez souvent pour savoir s'il n'y a pas là une
simple coïncidence. Je ne puis, dans un mémoire de ce
genre, passer en revue tous les aspirateurs ; je dois cependant
dire un mot, en passant, des aspirateurs dans lesquels le
vide est produit par des agents chimiques.

Ces instruments, quelque ingénieux qu'ils soient, ne sont

pas pratiques. Ils sont d'un transport difficile, exigent des manipulations délicates, et pour toutes ces raisons méritent d'être relégués à titre de curiosité dans les cabinets de physique. Nous ferons cependant une exception pour l'appareil de M. Regnard, fondé sur la condensation de la vapeur d'eau portée à l'ébullition dans un ballon qui sert de récipient. Voici la description de l'appareil d'après la *Gazette hebdomadaire* (1).

« Il se compose d'un ballon A de verre d'épaisseur
« moyenne fermé par un robinet à trois voies E. Le robinet
« est la pièce essentielle de l'appareil, et chacun de ses aju-
« tages est continué par un tube en caoutchouc, dont l'un
« D est terminé par un trocart capillaire, tandis que l'autre E
« conduit à un vase quelconque placé par terre. Au fond
« du ballon se trouvent quelques grammes d'eau que l'on
« porte à l'ébullition. De la vapeur se produit et remplit
« le récipient. Cet effet obtenu, il suffit de fermer le ro-
« binet : la vapeur se condense et le vide est produit.

« Pendant la chauffe, le robinet doit être dans la position
« fig. 1, et même dans la pratique il vaut mieux chauffer le
« ballon non couvert de son bouchon. On y ajoute ce der-
« nier dès que l'eau est en ébullition et après avoir éloigné
« la source de chaleur. Quand on veut obtenir la conden-
« sation, on tourne le robinet que représente la figure 2.
« Quand on veut provoquer l'aspiration, on l'amène à la
« position S, et si l'on pense que le volume de la collection

---

(1) *Gazette hebdomadaire*, 2e série, t. 9, p. 18 et 275.

« liquide ne dépasse pas la capacité du récipient, on laisse
« celui-ci se remplir.

Planche III.

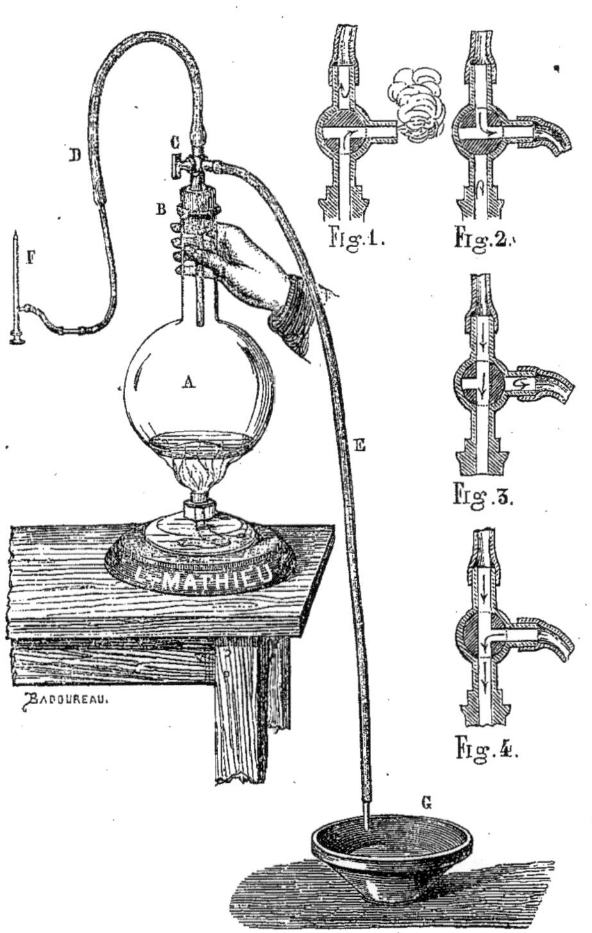

« Si l'on croit, au contraire, que l'épanchement est très-
« considérable, on réserve l'aspiration directe pour les der-

« nières parties de la sérosité, et l'on procède de la manière
« suivante.

« Le trocart capillaire étant enfoncé dans la cavité à
« évacuer, on pince entre ses doigts l'extrémité inférieure
« du tube E, tandis que de l'autre main on tourne le robinet
« dans la position 4. Les tubes D et E, se trouvant en com-
« munication avec le ballon, se vident d'air. Sans cesser de
« pincer l'extrémité du tube E, on ramène le robinet à la
« position 2. Le liquide remplit immédiatement le tube E,
« qu'on laisse retomber ; un syphon est dès lors établi qui
« donne écoulement au liquide jusqu'à épuisement complet
« de l'épanchement.

« Rien n'est plus simple que d'effectuer ces différentes
« manœuvres. Un cadran muni d'une aiguille est adapté
« au robinet; il suffit de tourner l'aiguille vers le nom de
« la manœuvre du temps qu'on veut remplir, et l'on est
« sûr de ne pas commettre d'erreur. »

Tel est l'appareil Regnard, le plus ingénieux des aspirateurs à vide variable produit par des manipulations chimiques ; supérieur aux autres appareils de cette nature, il
est cependant encore d'un maniement trop délicat pour la
pratique usuelle, et nous n'en avons donné ici la description et la planche qu'à titre de simple curiosité scientifique.

Les trocarts et les aiguilles qui servent aux ponctions
aspiratrices diffèrent suivant les aspirateurs.

Dieulafoy avait fait construire pour son aspirateur à encoche un jeu complet de trocarts; il y a renoncé main-

tenant, et son aspirateur à crémaillère est pourvu d'aiguilles creuses plus faciles à nettoyer et dont le maniement est plus simple.

Les aiguilles sont au nombre de quatre, d'un diamètre différent.

L'aiguille n° 1 est d'un demi-millimètre.

Le n° 2 d'un millimètre.

Le n° 3 d'un millimètre et demi.

Le n° 4 de deux millimètres.

M. Potain se sert du trocart de Reybard, mais d'un calibre plus fin, auquel Mathieu a fait subir une modification ingénieuse. Quand la canule est bouchée par des fausses membranes, on peut, au moyen d'un obturateur vissé sur l'extrémité libre de la canule, la nettoyer avec un mandrin de cuivre, sans craindre l'introduction de l'air dans la cavité pleurale. Toutefois cette modification est inutile, puisque avec l'aspirateur de Dieulafoy, quand une oblitération de l'aiguille se produit, il suffit, par un coup de piston en sens inverse, de refouler le corps oblitérant, et on continue l'aspiration, comme auparavant.

Avant de quitter le chapitre des aspirateurs, il nous semble utile de dire quelques mots de l'état des liquides à leur entrée dans ces appareils. Ils y pénètrent en bouillonnant, et des observateurs superficiels pourraient croire à l'introduction de l'air en même temps que du liquide. Ce dégagement de gaz a donné lieu à une discussion à la Société médicale des hôpitaux; son explication est des plus simples cependant ; il est dû, comme le dit Dieulafoy, à la propriété des liquides de perdre, en entrant dans une machine pneumatique, les gaz qu'ils contiennent, par suite du défaut de pression atmosphérique qui les y maintient à l'état ordinaire.

Après avoir décrit sommairement les différents aspirateurs, nous passons à l'étude de l'aspiration en général et de ses applications thérapeutiques. Nous ne pouvons mieux faire que de suivre, dans cette étude, le plan que Dieulafoy s'est tracé dans son excellent livre, auquel nous ferons du reste de fréquents emprunts, et dont ce travail n'est qu'un résumé modifié par nos observations et notre expérience personnelle. Nous traiterons donc successivement de l'aspiration en général, comme moyen de diagnostic et de traitement, puis de l'aspiration dans les différents organes, foie, vessie, intestins, cavité crânienne et rachidienne, de l'aspiration dans les cavités séreuses, et enfin de l'aspiration des épanchements du tissu cellulaire, *chapitres* qui correspondent à ceux du livre du docteur Dieulafoy, dont nous avons adopté les divisions (1).

Toute la méthode de l'aspiration est fondée sur le vide préalable, qui différencie essentiellement l'invention de Dieulafoy de tout ce qui avait été fait auparavant. Avant lui, en effet, on avait usé de trocarts capillaires, de seringues plus ou moins perfectionnées, mais jamais du vide préalable. Cette distinction est fondamentale, comme je l'ai fait voir à

----

(1) *Traité de l'aspiration des liquides morbides.*

la Société médicale des hôpitaux (1), quand je revendiquais pour Dieulafoy la priorité de l'invention des aspirateurs et de l'aspiration. Grâce à cette force du vide préalable, on a construit des trocarts vraiment capillaires qui ont pu pénétrer dans les tissus les plus délicats sans laisser de traces et évacuer les liquides de toute nature par une piqûre inoffensive. Nous allons mettre ces faits en pleine lumière en étudiant l'aspiration comme moyen de diagnostic et de traitement.

DE L'ASPIRATION COMME DIAGNOSTIC.

Le diagnostic des tumeurs liquides, quand elles sont profondément situées, est excessivement difficile. Ces tumeurs se forment et s'accroissent lentement sans donner aucun signe de leur présence. Quelques douleurs vagues, un peu de gêne dans les organes où elles se développent, sont les seuls indices qui les révèlent. Ce n'est que plus tard, quand elles ont acquis un volume considérable, qu'elles se traduisent par de l'œdème et l'établissement d'une circulation collatérale, que leur diagnostic devient plus facile ; mais alors des désordres irréparables se sont souvent produits. Les tissus voisins se sont tassés et atrophiés, et la membrane limitante s'est organisée et disparaît avec la plus grande difficulté (2).

Le trocart explorateur qu'on avait inventé pour faciliter

---

(1) Séance du 10 mai 1872, *De la méthode aspiratrice appliquée à la thoracentèse*, par le Dr Libermann.

(2) Voir *Traité de l'aspiration*, p. 21 et suiv.

2

le diagnostic dans les cas douteux était un instrument im-
parfait. Ses dimensions étaient à la fois trop considérables
pour qu'on osât l'enfoncer dans certains tissus, et trop
étroites pour permettre l'évacuation facile du liquide,
qu'on était souvent forcé d'amener au dehors par des pres-
sions manuelles qui, exercées sur certains organes, étaient
loin d'être exemptes de danger. Avec l'aiguille aspiratrice,
les choses sont toutes différentes, grâce à la force du vide
préalable; on a pu construire des trocarts vraiment explora-
teurs, et c'est le vide à la main, suivant l'ingénieuse expres-
sion de l'auteur, qu'on pénètre dans les tissus par des piqûres toujours exemptes de danger. J'ai vu traverser et j'ai
traversé moi-même, avec l'aiguille de Dieulafoy, les organes
les plus délicats sans avoir constaté les moindres accidents.
Des milliers de ponctions ont été aussi inoffensives; et si
l'on cite quelques exemples de péritonite ou d'arthrite con-
sécutives, ils peuvent être mis sur le compte des opérateurs
qui, en malaxant les parties malades pour hâter la sortie des
liquides, ont amené leur inflammation.

Dieulafoy a fait des expériences de ponctions aspiratrices
sur des animaux, des chiens, entre autres, sacrifiés quelques
heures après la ponction; la piqûre de l'aiguille était im-
perceptible dans la peau, ainsi que dans les organes tra-
versés, les tissus étaient revenus sur eux-mêmes, comme
dans l'acupuncture.

Nous avons renouvelé nous-même ces expériences trois
fois, et elles nous ont donné des résultats identiques à ceux
de Dieulafoy.

Avec les aiguilles n° 1, pas de traces de piqûre; avec les aiguilles n° 2, une légère suffusion sanguine autour de la piqûre, qui ne présentait qu'une solution de continuité à peine perceptible.

Aussi nous admettons pleinement les conclusions que Dieulafoy formulait en 1870 et qu'il renouvelle dans son traité (1).

« Il est toujours possible, grâce à l'aspiration, d'aller sans « aucun danger à la recherche d'une collection liquide , « quels que soient son siége et sa nature », et c'est à notre avis un des grands avantages de sa méthode. Sûr de ne s'exposer à aucun danger en pratiquant la ponction exploratrice, le médecin n'hésitera plus dès qu'il soupçonnera une tumeur liquide.

Je n'ai pas besoin d'insister pour montrer les immenses services rendus au diagnostic par cette sécurité absolue. Les pleurésies enkystées, les tumeurs de toutes natures, situées dans les organes les plus délicats, pourront être reconnues sans danger, « et le diagnostic viendra s'inscrire de lui-même sous les yeux de l'opérateur ».

Mais il ne faut pas oublier que si l'on veut obtenir une ponction toujours inoffensive, une des conditions indispensables est de la faire d'une façon intelligente, sans malaxer ni froisser les organes qu'on veut traverser. Dieulafoy insiste souvent et avec raison sur ce point; il recommande aussi à différentes reprises de s'assurer, avant la ponction, de la perméabilité de l'aiguille, en y passant un fil d'argent

----

(1) *Traité de l'aspiration des liquides morbides*, p. 27.

et quelques gouttes d'eau. Si, une fois ces précautions prises, il ne sort pas de liquide, c'est qu'il n'en existe pas à l'endroit où la ponction a été pratiquée (1).

Les causes de la formation des liquides pathologiques sont encore très-obscures ; mais ce qu'on sait, c'est que certains organes, et entre autres certaines séreuses, ont plus de tendance que d'autres à leur reproduction.

Dieulafoy a fait remarquer avec raison (2) que la séreuse de la plèvre reproduit moins de liquide que celle des articulations et, celles des articulations, moins que les méninges crâniennes.

Quoi qu'il en soit de cette reproduction, on doit se hâter, d'après l'auteur, d'enlever le liquide dès qu'il est formé; car à son tour il peut devenir une cause d'irritation, produire la vascularité et la rigidité des parois qui l'englobent et finir par empêcher les parties voisines de reprendre leur position normale.

Si une aspiration ne suffit pas, il faut recommencer dix fois, vingt fois, cent fois même.

Dieulafoy cite l'observation d'une femme atteinte de kystes du foie à qui il pratiqua plusieurs centaines de piqûres et qui finit par guérir. On a en main un instrument tout à fait innocent, et on doit s'en servir jusqu'à ce qu'on soit bien convaincu que sans le secours de manœuvres étrangères on ne parviendra pas à tarir le liquide.

____

(1) Dieulafoy, *Traité de l'aspiration*, p. 29.
(2) *Traité de l'aspiration*, p. 31 et suiv.

Une fois cette conviction obtenue, on pourra se servir d'injections irritantes, telles que l'alcool, la teinture d'iode, l'eau phéniquée, le sulfate de zinc.

Avec l'aspirateur on n'aura pas à craindre les accidents d'infection purulente qui venaient si souvent compliquer ces injections dans les procédés anciens et contre-balancer les brillants résultats qu'on en avait obtenus.

Dieulafoy a tracé de main de maître les règles de l'aspiration et des injections irritantes.

Il ne faut jamais, suivant lui, et c'est complétement notre avis, aspirer d'un seul coup tout le liquide qu'on veut enlever, pour éviter de faire ventouse et empêcher que le kyste une fois vide ne fasse ventouse à son tour (1).

Quand on injecte un liquide irritant, il faut alterner avec l'aspiration du liquide pathologique, de façon à remplacer insensiblement ce dernier par l'injection. Ainsi on retire 200 grammes de liquide qu'on remplace par cent grammes d'injection, de façon à arriver graduellement à remplir toute la cavité avec l'injection, qu'on peut laisser à demeure ou enlever avec l'aspirateur par le procédé que nous avons indiqué plus haut. On peut sans inconvénient enfoncer l'aiguille aspiratrice toutes les fois qu'on veut faire une injection irritante; mais quand on en a deux et quelquefois même trois à pratiquer dans le courant de la journée, ce serait peut-être une opération fastidieuse : aussi, dans ces

---

(1) *Traité de l'aspiration,* p. 30 à 37.

cas, vaut-il mieux laisser une canule à demeure. Dieulafoy, dans ce but, a imaginé des canules capillaires qu'on fixe au moyen de bandelettes ou de collodion, et qui remplacent très-avantageusement les tubes de caoutchouc sur les inconvénients desquels notre confrère Dujardin Baumetz a si justement appelé l'attention de la Société médicale des hôpitaux (1).

Nous venons de passer en revue d'une façon succincte les règles du traitement par aspiration; nous allons voir maintenant les applications nombreuses qui en ont déjà été faites depuis 1869 au traitement des collections liquides pathologiques et normales.

DU TRAITEMENT DES KYSTES HYDATIQUES DU FOIE.

Une des premières applications de l'aspiration fut faite par Dieulafoy dès 1869 à l'extraction des liquides des kystes hydatiques du foie ; j'ai assisté à l'hôpital Beaujon à la plupart de ces aspirations, et j'ai pu constater par moi-même la supériorité de son procédé sur tous les autres.

Dans quatre cas que j'ai suivis, la guérison a été obtenue une fois après une seule aspiration, une fois après deux aspirations, la troisième fois après sept aspirations. Enfin, dans un quatrième cas de kystes hydatiques du foie et de la plèvre, 300 aspirations ont été pratiquées; une sonde à

____

(1) Voir les chapitres III et IV de la page 30 à 45, *Traité de l'aspiration*.

demeure a été appliquée, et après des phases successives d'amélioration et de rechute, la malade qui fait le sujet de cette observation sortit guérie de Beaujon, après y être restée depuis le mois le juillet 1871 jusqu'en août 1872 (1).

Le traitement des kystes hydatiques du foie par l'aspiration offre des avantages incontestables comme diagnostic ; l'aspiration permet d'établir la preuve de l'existence du liquide au début même de l'affection, et facilite ainsi le traitement, car plus le kyste est vieux, plus ses parois deviennent rigides, se cloisonnent, et moins on a de chances à en obtenir la disparition par suppuration ou dégénérescence graisseuse.

Autrefois, quand on soupçonnait un kyste hydatique du foie, on attendait quela tumeur eût atteint un volume considérable, avant d'enfoncer un trocart explorateur, car on craignait non sans raison les accidents qui pouvaient en être la conséquence. Aujourd'hui rien de semblable : avec l'aiguille aspiratrice on n'a absolument rien à redouter.

Deux fois immédiatement après la piqûre il est survenu en notre présence, chez les opérés de Dieulafoy, un urticaire qui a duré quelques heures et dont il a en vain cherché l'explication. Chez les femmes on constate parfois quelques troubles légers du côté de l'abdomen, des nausées, des vomissements ; mais ces accidents cèdent généralement après quelques heures. Dieulafoy les attribue à la sensibilité du péri-

---

(1) Voir les Observations I, II, III, VII, *Traité de l'aspiration*, p. 61 à 99.

toine plutôt qu'à une inflammation circonscrite de cette séreuse, et cela me paraît vraisemblable, puisqu'ils ont toujours été observés immédiatement après la piqûre. Chez la femme sur laquelle furent pratiquées 300 aspirations, les règles manquèrent au mois de février, et une piqûre faite à la même époque amena un liquide teinté de sang, et fut suivi de frissons, de tremblements, de chaleur, sueurs et prostration complète de forces. Un second frisson eut lieu le soir, et le lendemain l'aspirateur ramena encore du pus fétide et sanguinolent. Enfin un troisième frisson survint dans la journée suivante ; on craignit un instant une infection purulente ; mais ces accidents n'eurent pas de suite, et furent attribués avec raison à une hémorrhagie du kyste, supplémentaire des règles (1).

Quant au liquide du kyste, il peut arriver de deux choses l'une : ou qu'il reste limpide même après plusieurs aspirations, ou qu'il devienne purulent, ce qui est généralement le cas. Quand il reste limpide, il se tarit ordinairement au bout de quelques aspirations. Quand il devient purulent, sous des influences qu'on ne peut encore trop bien préciser, il faut recourir aux injections irritantes et aux lavages.

Les aspirations doivent être faites avec l'aiguille n°ˢ 1 ou 2. Dieulafoy donne judicieusement le conseil de ne pas enlever plus de 300 à 400 grammes de liquide à la fois, pour permettre au tissu du foie de revenir sur lui-même et empêcher que la poche du kyste ne fasse ventouse. Les

---

(1) Voir Observation VII, p. 89 à 99.

piqûres doivent être faites l'une à côté de l'autre, sur un espace très-restreint, de façon à provoquer des adhérences.

Pour pratiquer les lavages, Dieulafoy se sert de trocarts qu'il appelle trocarts hépatiques. Ces trocarts sont très-fins et mesurent, suivant leurs numéros, de 1 à 3 millimètres de diamètre; ils sont pourvus d'un pavillon que l'on retient sur la tumeur au moyen d'un ruban de fil et d'une couche de collodion. La canule du trocart est pourvue d'un ajutage qui lui permet de s'adapter au robinet de l'aspirateur et d'un obturateur qui empêche l'entrée de l'air et la sortie du liquide. (Voir la pl. n° 4.)

Planche IV.

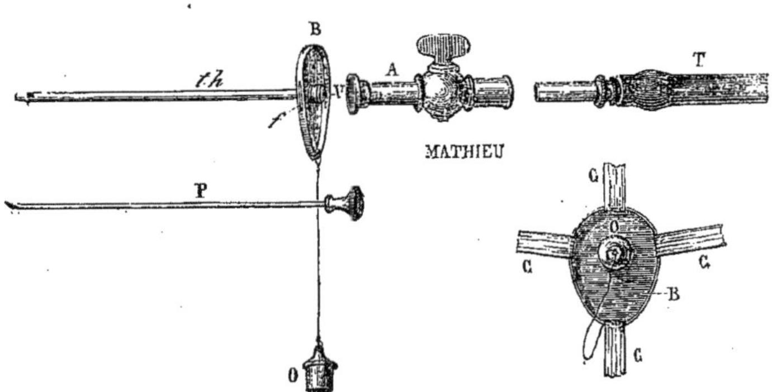

Légende (1).

th. Trocart hépatique.
A. Ajutage intermédiaire entre le trocart et l'aspirateur.
B. Bouclier du trocart.
T. Tube de l'aspirateur.
V. Vis par laquelle s'adapte l'ajutage intermédiaire et l'obturateur.
P. Dard du trocart.
O. Obturateur.
CC. Ruban en fil retenant en place le trocart hépatique vu de face.

____

(1) *Traité de l'aspiration*, p. 106.

On pratique le lavage suivant le procédé que nous avons décrit, en enlevant le liquide peu à peu et en le remplaçant au fur et à mesure par une quantité moindre de l'injection, de sorte que la collection purulente à la fin de la séance est remplacée par le liquide de l'injection, moins 300 ou 400 grammes. »

On peut se servir de différents liquides pour les injections : la teinture d'iode, le permanganate de potasse, l'eau phéniquée peuvent être employés; Dieulafoy conseille une injection ainsi composée :

> Eau distillée. 400
> Sulfate du zinc. 4,00

Nous n'avons pas d'expérience à ce sujet : aussi ne pourons-nous décider laquelle de ces injections est la meilleure; l'essentiel nous paraît être de faire les lavages avec méthode et précaution.

TRAITEMENT DES ABCÈS DU FOIE.

Les abcès du foie sont très-rares en France ; Dieulafoy n'en cite que deux observations dans son livre. Ils peuvent être traités de la même manière que les kystes du foie et guérir par un fort petit nombre de ponctions, puisque dans l'une des observations, deux aspirations ont amené la guérison. Mais il ne faudra pas s'attendre en général à des résultats si favorables. En Afrique, où les abcès du foie sont si fréquents, la nouvelle méthode est appelée, j'en suis sûr, à rendre de grands services comme diagnostic et comme traitement.

ASPIRATION DE L'URINE.

Parmi les applications les plus ingénieuses de l'aspiration, il faut comprendre sans contredit celle de l'urine dans les cas de rétention, quand on ne peut pénétrer dans la vessie par les moyens ordinaires. La chirurgie n'offrait dans ces cas que des ressources presque aussi dangereuses que le mal, telles que la ponction hypogastrique, la boutonnière, la ponction rectale.

Grâce à l'aspiration, on peut toujours et sans danger évacuer l'urine. Dieulafoy cite 20 cas de rétention d'urine traités par ce procédé; 96 ponctions de la vessie ont été faites sans donner lieu à aucun accident.

Le manuel opératoire est des plus simples (1).

« On prend l'aiguille n° 1, longue de 12 centimètres, et qui mesure 2/3 de millimètre; on s'assure de sa perméabilité, puis on la monte sur l'aspirateur et on l'introduit à un ou deux centimètres au-dessus du pubis; à peine l'a-t-on enfoncée d'un centimètre qu'on ouvre le robinet correspondant de l'aspirateur et l'on s'avance lentement dans la direction de la vessie.

« Dès que le liquide apparaît, on enfonce encore l'aiguille de 2 centimètres, parce que la vessie, en se contractant, se

---

(1) *Traité de l'aspiration,* p. 127, 128 et 129.

rétracte et que l'aiguille, n'étant entrée que par la pointe,
pourrait en être facilement chassée. »

Ce procédé, d'une application si facile, rendra de grands
services. On peut attendre ainsi qu'on ait pu franchir le
rétrécissement, ce qui est souvent possible au bout de quelques jours, surtout dans la position de vacuité de la vessie,
et en tout cas, on a le temps de choisir le moment le plus
opportun pour une opération radicale sans se préoccuper
des terribles angoisses du malade, qu'on soulage immédiatement par l'aspiration, sans danger pour sa vie.

DE L'ASPIRATION DANS LES HERNIES ÉTRANGLÉES.

Une autre application non moins brillante de la méthode,
est l'aspiration des gaz et des liquides dans les hernies
étranglées.

L'idée de faciliter la réduction de l'intestin en donnant
issue aux gaz de l'anse herniée est très-ancienne.

Pingray, A. Paré et plusieurs autres chirurgiens l'avaient
essayée en y pratiquant des piqûres; mais ces essais n'avaient
pu entrer dans la pratique, à cause de l'insuffisance des
moyens dont on disposait. Quand Dieulafoy présenta son
aspirateur à l'Académie, il indiqua immédiatement la possibilité de réaliser ce progrès à l'aide de son appareil ; mais
l'honneur de la première application en revient aux profes-
seurs Duplouy de Rochefort et Dolbeau, qui presque en

---

(1) *Traité de l'aspiration*, p. 129.

même temps pratiquaient l'aspiration d'une hernie étran-
glée et réussissaient ainsi à réduire l'intestin sans le secours
de la kélotomie. Leur exemple fut suivi par plusieurs
autres chirurgiens, Demarquay, Verneuil, Chauveau,
Kicter, etc., etc., et inspira quelques thèses fort bien
faites, entre autres celle d'Autun et celle de Brun-Buisson
(Paris, 1872); de sorte que cette opération, à peine née
d'hier, est déjà entrée de plain pied dans la pratique chirurgicale.

Ce résultat n'est pas étonnant si l'on veut bien se donner
la peine d'étudier les conditions dans lesquelles elle est
pratiquée avec les moyens actuellement mis à notre disposition.

Les ponctions, qui, avant l'invention de l'aspiration,
étaient ou insuffisantes à cause de l'étroitesse des trocarts ou
dangereuses à cause de leur trop grande dimension, sont
devenues parfaitement suffisantes en même temps qu'inoffensives.

Dans aucune des 27 observations rapportées dans le livre
de Dieulafoy il n'est fait mention d'accidents à la suite de
la piqûre, quoiqu'elle ait souvent été répétée plusieurs fois
sur la même anse intestinale; une fois seulement on parle
de coliques et de vomissements; mais ces accidents doivent
être attribués au taxis pratiqué antérieurement et qui avait
sans doute été trop prolongé.

Dolbeau (1), dont l'opéré mourut quelques heures après

____

(1) Observation 1ʳᵉ, p. 213.

la ponction, mais des suites d'une maladie de cœur et non de l'aspiration, examina l'anse d'intestin grêle qui avait été étranglé, et il ne « constata qu'une éraillure de la membrane séreuse sur la surface péritonéale, mais pas d'orifice au niveau de la ponction ».

Il fit pratiquer sous l'eau l'insufflation lente, puis forcée de l'anse herniée sans parvenir à en faire sortir une bulle d'air.

Dans les cas où l'on fut obligé de pratiquer la kélotomie après l'aspiration, on ne put constater quelques heures après la ponction aucune trace de piqûre (1).

« Observation de M. Terrier, trois ponctions pratiquées sur l'anse herniée, kélotomie quelques heures après. » Voilà donc l'innocuité des ponctions aspiratrices parfaitement démontrée par la théorie et la pratique.

La conclusion en est facile à tirer : comme l'engorgement de l'intestin hernié par les gaz et les matières fécales est une des causes les plus puissantes d'étranglement et d'irréductibilité, il paraît indiqué d'évacuer ces liquides et ces gaz, puisque nous possédons un moyen facile de le faire sans danger. Mais quand, et comment faut-il pratiquer l'aspiration?

Dieulafoy croit qu'il faut la pratiquer sur toutes les hernies, pourvu que l'étranglement n'existe pas depuis trop longtemps et qu'on ne puisse pas supposer qu'il y ait gangrène ou ulcération de l'intestin.

Nous ne serons pas aussi affirmatif que lui, et nous croyons

---

(1) *Traité de l'aspiration*, p. 244 à 248.

qu'il faut distinguer suivant les hernies et suivant la cause de l'étranglement, qui n'est pas toujours identique.

Dans les hernies peu volumineuses contenant peu de gaz et de liquides, l'étranglement est surtont dû à des fausses membranes qui font adhérer l'anse intestinale au collet du sac ou à l'orifice de l'anneau. Dans ces cas, la ponction est inutile.

Dans les hernies volumineuses épiploïques ou dans les entéro-épiplocèles, où l'épiploon tient la plus grande place, la ponction est encore inutile.

Enfin, dans les hernies même volumineuses, où l'on peut supposer que l'étranglement est surtout dû à des fausses membranes qui brident l'intestin.

L'aspiration nous semble surtout indiquée dans l'étranglement que les anciens, et Boyer entre autres, appelaient l'étranglement par engouement, produit par l'accumulation des gaz et des liquides dans l'anse herniée. Cet étranglement survient le plus souvent dans les hernies anciennes volumineuses, chez les malades qui ne portent pas habituellement de bandage ou le portent irrégulièrement.

Dans cette espèce d'étranglement, « le ventre est peu dou« loureux, les nausées et les vomissements ont lieu sans « efforts violents et comme par regorgement, les excrétions « alvines sont supprimées et rien ne passe par l'anus, pas « même les gaz dont le malade paraît suffoqué (1). »

Si l'on étudie avec soin les 20 observations d'aspiration

---

(1) Boyer, t. 5, p. 82, *Des hernies du bas-ventre.*

suivies de guérison, relatées dans le traité de Dieulafoy, on se convaincra que la plupart d'entre elles ont trait à des étranglements de cette nature. Voir entre autres l'observation de M. Duplouy, qui décrit l'état de l'anse herniée dans les termes suivants :

« La tumeur, grosse comme un œuf de poule, plonge au
« fond du scrotum ; sans être très-dure, elle offre une
« rénitence très-marquée; elle est sonore à la percussion et
« donne à la pression une sensation très-manifeste de gar-
« gouillement qui indique la présence de gaz et de li-
« quides (1). »

Cette sensation de gargouillement, quand on pourra la percevoir, est un des meilleurs signes de l'engouement, qui, avec les autres caractères donnés par les livres classiques, sera assez facile à reconnaître.

Dans ces cas, je le répète, je crois l'aspiration un moyen héroïque. Maintenant, à quel moment faut-il l'employer ?

Dieulafoy pense que c'est avant d'avoir pratiqué aucune manœuvre de taxis; je ne suis pas là de son avis. Dans toutes les observations qu'il a rapportées, le taxis avait été pratiqué deux ou trois fois déjà avant l'opération, sans résultat nuisible pour le malade. Je crois donc qu'après un premier taxis infructueux, il faudra mettre le malade dans un bain prolongé de plusieurs heures; puis essayer un second taxis dans le bain même; ce n'est que dans le

---

(1) *Traité de l'aspiration*, p. 218.

cas-où il serait encore inutile qu'on recourrait à l'aspiration.

Si l'on nous demande pourquoi nous conseillons d'attendre, nous répondrons, que très-souvent les hernies engouées se réduisent de cette façon et qu'alors une ponction devient inutile et qu'il faut la réserver, malgré son innocuité, aux cas où elle est indispensable. Quant à la méthode opératoire, Dieulafoy en a parfaitement tracé les règles (1).

On prend l'aiguille n° 1 ou n° 2, préférablement l'aiguille n° 2, si l'on pense qu'on aura à extraire des matières épaisses ; on arme l'aspirateur, en ayant soin d'y laisser un peu de liquide pour s'apercevoir de l'arrivée des gaz, qui produisent alors un bouillonnement en pénétrant dans le corps de pompe.

L'aiguille est enfoncée lentement; on ouvre le robinet correspondant, quand les orifices de l'aiguille ont disparu sous les tissus (à 1 centimètre environ); souvent il pénètre alors dans le corps de pompe un liquide plus ou moins louche; c'est le liquide du sac; on avance encore, on traverse l'intestin, et les gaz montent en bouillonnant dans l'aspirateur; puis arrive le liquide intestinal, épais, fécaloïde, fortement coloré, « qui est parfois d'une telle consistance « qu'au moment où il arrive dans l'aspirateur il conserve « la forme vermiculaire qu'il avait prise dans l'aiguille ».

Dieulafoy cite vingt-sept observations de hernies étran-

______

(1) *Traité de l'aspiration*, p. 208, 209 et 219.

glées traitées par l'aspiration ; ces observations se décomposent de la façon suivante :

Vingt guérisons par l'aspiration sans kélotomie;

Quatre hernies étranglées aspirées sans succès et guéries par la kélotomie;

Trois hernies aspirées sans succès, traitées par la kélotomie, suivies de mort.

On le voit, ces chiffres sont très-beaux, puisqu'ils donnent une moyenne de 85 guérisons pour 100 ; mais, je le répète, cette statistique me paraît surtout appartenir à des hernies étranglées par engouement, qui donnent par toutes les méthodes un grand nombre de guérisons.

Pour terminer l'analyse de la seconde partie du traité de l'aspiration, nous passerons rapidement en revue ses applications dans les autres organes.

L'aspiration a été essayée dans le traitement des kystes de l'ovaire. Dieulafoy n'en cite que deux observations. Évidemment insuffisantes dans les kystes multiloculaires, elle pourra rendre de grands services dans les kystes uniloculaires, surtout combinée avec les injections de teinture d'iode ou le lavage des kystes, s'ils devenaient purulents.

Dans le traitement de l'hydrocéphalie, Dieulafoy n'enregistre que des insuccès : « 5 observations, 3 de Dieulafoy, 2 du docteur Jessop de Londres ». Pour le traitement du spina-bifida, il cite deux observations : dans les deux cas les malades ont guéri; dans le premier cas, celui de M. Camera Cabral de Lisbonne, après six aspirations ; dans le second,

celui de M. Rasmussen de Copenhague, après huit aspirations suivies d'injections iodées.

Nous arrivons maintenant à l'aspiration dans les cavités
séreuses.

DU TRAITEMENT DES ÉPANCHEMENTS AIGUS ET PURULENTS
DE LA PLÈVRE PAR L'ASPIRATION.

Une des applications les plus utiles et les plus usuelles
de l'aspiration est celle qui en a été faite au traitement des
épanchements aigus et chroniques de la plèvre. Que faut-il
penser de la thoracentèse par aspiration? Quand et comment faut-il l'employer? Ce sont là des questions de la plus
haute importance, surtout dans nos hôpitaux militaires, où
ces pleurésies sont si nombreuses et ont une durée souvent
si désespérante.

Et d'abord commençons par le dire avec Dieulafoy, la
pleurésie, malgré ses symptômes connus de tout le monde,
n'est pas toujours facile à reconnaître : « c'est une maladie
à surprise », surtout quand il s'agit d'une pleurésie inter-
lobaire. Avec l'aiguille aspiratrice on peut sans aucun
danger s'assurer de l'existence du liquide, de son siége et
de sa nature. Supposons le cas rare où elle ne rencontrerait
pas de liquide, on ramènerait un peu de sang spumeux
dans l'aspirateur, et tout serait dit. Il nous est arrivé deux
fois de pénétrer dans une plèvre où nous pensions rencon-
trer un épanchement; trompé par la matité, l'égophonie et
l'absence de vibrations thoraciques (nous avions évidemment
affaire dans ces cas à une pleurésie en nappe avec très-peu

de liquide), nous ramenâmes 2 ou 3 grammes de sang, et le malade ne se ressentit pas le moins du monde de sa ponction.

Dieulafoy cite dans son ouvrage des faits analogues, et pour ma part j'en ai vu au moins une dizaine de cas dans les services hospitaliers que j'ai fréquentés.

La ponction aspiratrice dans la plèvre est donc parfaitement innocente et devra être employée, toutes les fois que le diagnostic sera incertain, en guise de ponction exploratrice.

Une seconde question à examiner ensuite et qui a été fort discutée à la Société médicale des hôpitaux, c'est de savoir si la thoracentèse par l'aspiration l'emporte sur les autres procédés; cela n'est pas douteux, quoique des médecins autorisés l'aient nié.

D'abord le procédé effraye moins le médecin parce qu'il est sûr d'opérer à l'abri du contact de l'air; le malade, parce que les aiguilles aspiratrices sont plus étroites et par conséquent moins redoutables que les trocarts ordinaires.

Cela est tellement vrai, que peu de médecins voudraient opérer maintenant sans aspirateur et que dans les hôpitaux les malades le demandent quand une fois ils l'ont vu appliquer sur leurs voisins.

La thoracentèse par aspiration a un autre avantage encore plus sérieux : c'est de vider plus lentement la cavité pleurale : aussi les accidents de dyspnée, de toux, les menaces de syncope si fréquentes dans les anciens procédés, sont presque complétement évités.

Je ne veux du reste d'autres preuves de la supériorité de

la méthode que la généralisation de la thoracentèse, depuis l'invention de l'aspirateur.

La fréquence de la thoracentèse a au moins décuplé depuis. Est-ce un bien? est-ce un mal? C'est ce que nous allons examiner en abordant la question si importante du moment où il faut la pratiquer.

Dieulafoy est d'avis d'opérer toutes les fois qu'on suppose que la plèvre contient cinq cents grammes de liquide, c'est-à-dire que l'épanchement arrive jusqu'à l'angle de l'omoplate. Il ne tient aucun compte des phénomènes généraux, tels que la fièvre et l'état de la respiration; il ne fait non plus aucune distinction entre les espèces de pleurésies.

Nous sommes d'un avis tout à fait opposé au sien en cette circonstance, et nous croyons *qu'on ne peut et qu'on ne doit pas établir* d'une façon générale l'opportunité de la thoracentèse quand l'épanchement a dépassé 500 grammes ; et qu'il faut tenir un grand compte de l'état général du malade, c'est-à-dire de la fièvre et de la dyspnée. Qu'on nous permette d'entrer dans quelques développements à cet égard; car là est le nœud de la question, et peut-être un des points les plus importants de la méthode d'aspiration.

Tout le monde admettra avec nous qu'un grand nombre de pleurésies, — et je ne crois pas me tromper en disant plus de la moitié, — guérissent par les moyens ordinaires : vésicatoires répétés, diète sèche, purgatifs.

La durée moyenne de traitement pour ces pleurésies est de 2 à 10 semaines.

Les partisans de la thoracentèse quand même me répondront qu'elles guérissent aussi par la ponction ; mais guériront-elles plus vite ?

On cite bien des guérisons avec une ponction ; mais qui n'a vu des pleurésies guéries après l'application d'un seul vésicatoire ?

Il s'agirait, avant de se prononcer entre les deux méthodes, d'établir des statistiques nombreuses pour connaître d'une façon exacte la durée moyenne du traitement par les moyens usuels et par l'aspiration ; ces statistiques ne sont pas encore faites.

Et puis la thoracentèse, si innocente qu'elle soit dans la plupart des cas, ne peut-elle avoir parfois ses dangers ?

Ne peut-on provoquer, par des piqûres répétées sur une plèvre disposée à la tuberculisation, une poussée aiguë ou bien la purulence du liquide qui serait resté clair sans cette excitation ?

Nous avons eu malheureusement dans notre service deux cas qui semblent donner raison à cette manière de voir.

Il s'agit de deux hommes ponctionnés en 1869 pour un épanchement pleurétique moyen ; ni chez l'un ni chez l'autre on n'avait pu constater par l'examen le plus minutieux de signe de tuberculose. Après la ponction, la fièvre s'alluma chez tous deux ; l'un mourut au bout de sept jours, et on constata à l'autopsie une tuberculisation suraiguë de la plèvre, survenue certainement après la ponction ; le poumon ne contenait que quelques rares granulations disséminées.

Chez l'autre, à la seconde ponction, le liquide était devenu

purulent, et il mourut au bout de trois semaines, après
quatre ponctions également purulentes.

La plèvre était couverte, comme chez le premier malade,
de granulations tuberculeuses, sans aucune trace de tuber-
cules pulmonaires : aussi partageons-nous complétement
l'avis de notre savant maître M. Chauffard, qui a soutenu à
l'Académie de médecine, dans la discussion sur la thoracentèse (mai 1872), qu'il y avait un danger grave à vider
rapidement la poitrine chez les tuberculeux, et qu'on hâtait
chez eux, par l'opération, la marche de la tuberculose.

Nous ajouterons même que, pour nous, il y a du danger
à pratiquer l'opération chez des hommes prédisposés à la
tuberculose, parce qu'on pourra en provoquer l'explosion,
comme je viens d'en citer deux exemples. M. Besnier, dans
un rapport très-bien fait, lu à la Société médicale des hôpitaux, a du reste constaté à Paris l'augmentation de la
mortalité dans la pleurésie, depuis trois ans, et il se demande avec quelque raison si cette augmentation n'est
pas due à la généralisation de la thoracentèse dans le
traitement de cette maladie. Sans vouloir ni pouvoir ré-
pondre affirmativement à cette question, je ne suis pas
éloigné de croire que des thoracentèses intempestives
aient contribué dans une proportion notable à cette
léthalité.

Nous ne pouvons non plus admettre que l'état général
du malade ne doive pas entrer en ligne de compte dans
l'indication de l'opération. Quoique M. Moutard-Martin
ait démontré que la thoracentèse pratiquée dans la période

fébrile de la pleurésie n'avait aucune influence facheuse sur la marche ultérieure de l'affection, nous n'en croyons pas moins que tant que la fièvre persiste, la cause inconnue qui préside à l'épanchement persiste également, et qu'il faut attendre qu'elle ait cessé, si l'on veut, dans la généralité des cas, réussir la thoracentèse.

Nous pensons aussi que la dyspnée, malgré les faits observés par notre savant ami Dieulafoy, de malades chez lesquels un épanchement de plusieurs litres ne détermina pas de gêne de la respiration, doit également être prise en considération dans l'indication opératoire.

Nous nous résumons et nous croyons être dans le vrai en admettant qu'en général, il ne faut pas pratiquer la thoracentèse dans la période fébrile, à moins de suffocation ; qu'il ne faut pas la pratiquer chez les tuberculeux ou les hommes prédisposés à la tuberculose, à moins qu'il n'y ait gêne notable de la respiration et de la circulation avec menace d'asphyxie, ou qu'on ait pu soupçonner que le liquide épanché soit devenu purulent.

Nous ajoutons qu'il faut pratiquer la thoracentèse : 1° dans tout épanchement considérable avec ou sans menace de suffocation, parce qu'il faut éviter la compression trop étendue du poumon qui pourrait se carnifier et ne plus revenir sur lui-même, si l'on attendait trop longtemps dans ces conditions ; 2° dans les épanchements moyens, qui restent au même niveau pendant un certain temps, malgré les vésicatoires, et les moyens habituels, pour s'opposer à la formation des fausses membranes qui brideraient le poumon ; 3° dans tout épanchement, quel qu'il soit, au moment où l'on commence à soupçonner la formation de fausses membranes.

On le voit, le champ laissé à la thoracentèse est assez vaste encore ; c'est en généralisant trop un procédé qu'on en perd le bénéfice véritable, car en médecine comme en chirurgie, un moyen thérapeutique n'est réellement héroïque que quand il correspond à des indications déterminées.

Le procédé de la thoracentèse par l'aspiration est le même que celui que nous avons décrit pour les autres aspirations ; on choisira l'aiguille n° 2 pour ne pas perdre les bénéfices du trocart capillaire.

Le lieu d'élection indiqué par les auteurs est sur la ligne axillaire dans le cinquième ou sixième espace intercostal. Dieulafoy indique avec raison « le huitième ou le neuvième espace intercostal sur le prolongement de l'angle inférieur de l'omoplate (1), de façon à attaquer le liquide dans ses parties les plus déclives ». J'ai vu trois ou quatre fois des piqûres ne donner aucun résultat au lieu d'élection, parce que la thoracentèse se pratiquant généralement le malade assis dans son lit, le liquide change de niveau, et dans les épanchements moyens, descend parfois au-dessous du point classique.

Enfin il ne faut jamais vider un épanchement abondant d'un seul coup, pour ne pas priver brusquement le poumon de la force qui le comprimait et l'exposer à un œdème sur-

---

(1) *Traité de l'aspiration*, p. 218.

aigu *ex vacuo*, qui peut amener la dyspnée, l'expectoration albumineuse et parfois la mort.

TRAITEMENT DE LA PLEURÉSIE PURULENTE.

Pour le traitement de la pleurésie purulente nous sommes en parfaite communion d'idées avec Dieulafoy. Une fois que la purulence est reconnue, il faut pratiquer l'aspiration plusieurs fois de suite, à mesure que le pus se reproduit. Cette pratique a donné de bons résultats, surtout chez les enfants, et M. le docteur Bouchut a obtenu un grand nombre de guérisons par des aspirations répétées plusieurs semaines de suite sans injection consécutive. Mais chez l'adulte, les choses se passent autrement, et la méthode des aspirations simples n'est pas suffisante. Le pus se reproduit souvent avec ténacité. Potain a imaginé, pour ces cas, des lavages plusieurs fois répétés dans la journée à l'aide d'un syphon. Au tube de caoutchouc introduit dans la poitrine, Dieulafoy a substitué un trocart qu'il nomme thoracique (1). « Le volume de ces trocarts ne dépasse pas celui
« des aiguilles aspiratrices n⁰ˢ 2 et 3; ils n'ont pas les in-
« convénients des tubes en caoutchouc, ils ne subissent
« aucune modification au contact des liquides et leur mode
« d'occlusion rend l'accès de l'air impossible ; on les fixe au
« thorax, sans la moindre difficulté, au moyen de rubans
« de fil passés dans les yeux du bouclier et de quelques
« gouttes de collodion, et le petit calibre facilite si bien les

---

(1) *Traité de l'aspiration*, p. 344 et suiv.

« introductions qu'on peut, en les déplaçant plusieurs fois
« dans le cours du traitement, prévenir les ulcérations et
« les fistules. Ces trocarts s'adaptent au tube d'un aspirateur
« à crémaillère; le jeu du piston de cet aspirateur permet
« d'imprimer au liquide la force de projection jugée néces-
« saire, et l'injection est retirée de la plèvre ou laissée à
« demeure au gré de l'opérateur. » On pratique deux fois
par jour le lavage de la plèvre et l'injection d'un liquide
approprié, tel que le sulfate de zinc, la teinture d'iode, l'eau
phéniquée, l'alcool.

Planche V.

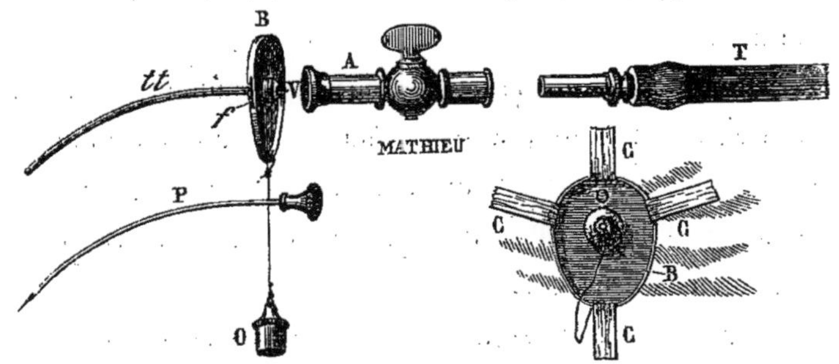

Légende explicative (1).

tt. Trocart thoracique.
B. Bouclier du trocart muni de fentes F, destinées à laisser passer un ruban de fil.
P. Bord du trocart.
A. Ajutage intermédiaire mettant en rapport l'aspirateur et le trocart.
T. Tube de l'aspirateur.
O. Obturateur.
V. Vis sur laquelle s'adaptent l'obturateur et l'ajutage intermédiaire.
CC. Trocart vu de face et mis en place.

Dans les cas où ces pansements quotidiens de la plèvre
ne réussiraient pas, et c'est le cas habituel dans la pleurésie

---

(1) *Traité de l'aspiration*, p. 345.

purulente tuberculeuse, il faudrait recourir à l'empyème. Nous regrettons de ne pouvoir entrer dans les détails si minutieusement tracés par l'auteur, dans son traité ; mais, nous le disons avec conviction, l'application de l'aspiration au traitement de la pleurésie purulente est une des plus belles de la méthode nouvelle.

DU TRAITEMENT DES ÉPANCHEMENTS DU GENOU.

L'application de l'aspiration au traitement des épanchements du genou nous semble une des moins heureuses de la méthode.

Quoiqu'il résulte de la statistique de Dieulafoy, qui porte sur 150 ponctions pratiquées dans l'articulation du genou, que ces ponctions sont parfaitement inoffensives, il n'établit pas d'une façon assez nette l'avantage de l'aspiration sur les anciens procédés.

Les auteurs classiques n'insistent pas sur la durée du traitement de l'hydarthrose, ils se bornent à dire qu'elle est d'un pronostic fâcheux.

M. Després traite magistralement ce point de la question dans son remarquable rapport à la Société de chirurgie (14 mai 1873) sur les ponctions du genou.

Il établit d'une façon péremptoire que la durée ordinaire des hydarthroses traitées par les moyens classiques, les révulsifs, la compression, ne dépasse pas celle des hydarthroses traitées par l'aspiration ; la ponction nous semble donc inutile comme à lui : 1° dans l'hydarthrose traumatique ;

2° dans l'hydarthrose rhumatismale ; 3° dans l'hydarthrose blennorrhagique, et comme lui nous pensons qu'il faut la réserver (1) « aux hydarthroses chroniques qui depuis deux mois restent stationnaires », ainsi qu'aux épanchements purulents. Nous appliquons, comme on le voit, aux épanchements du genou la même règle qu'à ceux de la plèvre, pour lesquels nous avons également dit qu'il fallait attendre qu'ils soient restés stationnaires pendant quelque temps avant de pratiquer l'opération, car, on ne saurait trop insister là-dessus : en chirurgie il ne peut et il ne doit pas y avoir d'opération inutile (2). »

Nous irons cependant plus loin que M. Després, et nous croyons que, outre les cas d'hydarthrose chronique ou purulente, l'aspiration est encore indiquée dans les cas d'hydarthroses très-douloureuses, quelle que soit la catégorie à laquelle elles appartiennent, excepté celles qui seraient compliquées d'épanchement sanguin.

Dans plusieurs opérations relatées par Dieulafoy, on voit en effet que la douleur a immédiatement cessé après l'aspiration : or, la douleur, quand elle est violente, constitue une indication capitale qu'il n'est pas permis de négliger, surtout quand on a à sa disposition un moyen inoffensif pour la faire disparaître.

---

(1) *Des ponctions aspiratrices dans les épanchements articulaires du genou*, par le Dr Després (*Bulletin général de thérapeutique*, 25 décembre 1873).

(2) Després, *loco citato*.

Ceci dit, nous passons à la méthode opératoire indiquée par Dieulafoy (1).

Quand on veut procéder à la ponction de l'hydarthrose, on entoure le genou avec une bande, afin de refouler le liquide vers le cul-de-sac interne de la synoviale articulaire; l'aiguille n° 2, armée du vide préalable, est introduite dans le genou et le liquide extirpé jusqu'à la dernière goutte. Il est inutile de presser l'articulation ou de la malaxer, car cette manœuvre n'aurait que l'inconvénient d'irriter la séreuse, en multipliant ses points de contact avec l'aiguille. L'aspiration terminée, on exerce sur l'articulation une compression assez forte au moyen d'une couche de ouate et de bandes roulées. Vingt-quatre heures après l'opération, on lève le pansement et l'on observe ce qui s'est passé. Si le liquide ne s'est pas reproduit, on applique de nouveau la compression. Si au contraire l'épanchement a repris d'assez fortes proportions, on pratique l'aspiration et l'on exerce la compression comme la veille.

DES ÉPANCHEMENTS DU PÉRICARDE.

Si la ponction du genou nous paraît une opération inutile dans le plus grand nombre des cas, la ponction du péricarde par aspiration est un progrès incontestable sur les anciens procédés, qui exposaient à la blessure du cœur et, dans tous les cas, offraient une issue insuffisante au liquide.

---

(1) *Traité de l'aspiration des liquides morbides*, p. 405 et 406.

Dieulafoy (1) a étudié avec un soin minutieux sur le cadavre, au moyen d'injections pratiquées sur le péricarde, la quantité du liquide que peut contenir cette séreuse, et l'évalue, chez l'adulte, à 1000 ou 1200 grammes.

Quel que soit son degré de réplétion, la limite maximum du diamètre transversal coïncide avec le quatrième espace intercostal ou avec la cinquième côte. A ce niveau (2) « le péricarde n'est pas recouvert par le poumon, le poumon forme au contraire une encoche, une sorte d'échancrure simulant un croissant, qui s'étend de la quatrième à la cinquième côte, et qui persiste même quand le poumon est insufflé. Cette échancrure est située de telle sorte qu'elle coïncide avec le point maximum du diamètre transversal du péricarde distendu et laisse, par conséquent, la voie libre à l'aiguille aspiratrice. »

Le péricarde injecté dépasse le bord gauche du sternum de 7 à 12 centimètres.

D'après ces expériences, le point d'élection de la ponction serait dans le quatrième ou cinquième espace intercostal, et à 6 centimètres du bord gauche du sternum. Avec ces données exactes, la ponction du péricarde est soumise à des règles fixes. On la pratique au moyen de l'aiguille aspiratrice n° 1, par une simple piqûre qui n'exige ni hardiesse ni dextérité chirurgicale particulière. Cette piqûre est complétement innocente, et, grâce à la force de l'aspiration, le liquide

---

(1) *Traité de l'aspiration des liquides morbides*, p. 279 et suiv.
(2) *Loco citato*.

s'écoule facilement à travers une aiguille qui n'a pas plus d'un demi-millimètre de diamètre.

Si, contre toute prévision, on ne rencontrait pas de liquide et qu'on piquât le cœur, il n'y aurait pas grand inconvénient; car, comme il est de précepte de n'avancer que très-lentement, on serait averti par les mouvements rhythmiques imprimés à l'aiguille, et on la retirerait immédiatement sans avoir pénétré dans l'organe.

Dieulafoy cite trois observations de paracentèse du péricarde par son procédé; une de guérison et deux suivies de mort, mais pour des causes étrangères à l'opération.

La facilité et l'innocuité de la méthode de Dieulafoy nous semblent devoir contribuer puissamment à la vulgarisation de la paracentèse du péricarde, trop souvent négligée, à cause de l'incertitude et du danger des procédés anciens.

DU TRAITEMENT DES ÉPANCHEMENTS DU TISSU CELLULAIRE

PAR ASPIRATION.

On peut rechercher les collections liquides formées dans le tissu cellulaire, comme celles qui sont formées dans les organes ou les cavités séreuses. Ici encore l'aspiration est un moyen de diagnostic et de traitement.

Dans cette quatrième partie de son travail, qui est la moins importante, Dieulafoy passe d'abord aux épanchements sanguins du tissu cellulaire. Il cite quatre observations où la guérison a été très-rapidement obtenue par l'aspiration.

Dans le traitement des abcès froids et des abcès par congestion, il enregistre aussi quinze succès ou améliorations ; mais on comprend qu'ici le traitement local est l'accessoire, et que c'est la cause même du mal qu'il faut atteindre par les modificateurs généraux.

Il cite (1) aussi quelques abcès chauds, tels que phlegmon iliaque, phlegmon périnéphrétique, où l'aspiration a été un moyen utile de diagnostic et de guérison ; puis il passe au traitement du bubon suppuré : nous avons eu le premier l'idée d'appliquer l'aspiration aux bubons suppurés, et nous avons retiré de cette méthode, unie à la compression, d'excellents résultats, qu'on peut résumer en deux mots : diminution de la durée de la maladie, absence de cicatrices difformes. Nous nous proposons de revenir sur cette question dans un mémoire spécial : aussi ne faisons-nous que l'effleurer en ce moment. J'ai pratiqué déjà actuellement l'aspiration pour cinquante-deux cas de bubons suppurés, et j'ai presque toujours obtenu des succès quand j'ai pu l'appliquer à temps, c'est-à-dire avant que la peau fût rouge, amincie et décollée.

Le docteur Schenfeld, chirurgien de l'hôpital militaire de Kiel, qui a appliqué l'aspiration au traitement de soixante-quinze cas de bubons, est arrivé aux mêmes conclusions que moi, et je suis persuadé que ce traitement est appelé à donner de bons résultats, si on a la précaution d'aspirer le pus dès qu'il est formé et quand on a encore une couche de peau assez épaisse pour résister à la suppuration.

----

(1) Observations I, III, V, p. 449 à 453.

4

Notre travail est achevé; nous espérons avoir mis en lumière les immenses services que la méthode d'aspiration, je devrais dire la méthode de Dieulafoy, a rendus au diagnostic et au traitement des liquides morbides. Mais tout n'est pas fait dans cette voie, le champ des applications si vastes de l'aspiration n'est pas encore parcouru en entier.

Avec un moyen par lui-même si inoffensif, on peut pénétrer dans tous les organes. Certaines cavernes pulmonaires, certains ulcères de l'estomac pourraient peut-être utilement être traités par des applications médicamenteuses directes au moyen de l'aspirateur ; Dieulafoy en entrevoit la possibilité dans son livre.

Quelques mots aussi sur cet excellent livre, qui nous a servi de guide dans ce mémoire, qui n'en est véritablement qu'une analyse fidèle. Si nous avons critiqué parfois certaines opinions de l'auteur, qui ne nous paraissaient pas assez fondées, nous rendons pleine et entière justice à ses vues hardies et originales, à son langage clair, net, méthodique, à la précision de ses procédés opératoires ; et nous pensons que son *Traité de l'aspiration*, devenu classique, sera le *vade mecum* de tous ceux qui voudront pratiquer la méthode dont il est, malgré tout ce qu'on a pu dire, le vrai créateur.

PARIS. — Imprimerie de J. Domaine, rue Christine, 2.

PARIS. — IMPRIMERIE J. DUMAINE, RUE CHRISTINE, 2.